中国糖尿病视网膜病变防治指南

防治指南

（基层版）

全国防盲技术指导组　编著

U0391897

人民卫生出版社

图书在版编目（CIP）数据

中国糖尿病视网膜病变防治指南：基层版/全国防盲技术指导组编著. —北京：人民卫生出版社，2017

ISBN 978-7-117-24771-9

Ⅰ. ①中… Ⅱ. ①全… Ⅲ. ①糖尿病－并发症－视网膜疾病－防治－指南 Ⅳ. ①R587.2-62

中国版本图书馆 CIP 数据核字（2017）第 139584 号

| 人卫智网 | www.ipmph.com | 医学教育、学术、考试、健康，购书智慧智能综合服务平台 |
| 人卫官网 | www.pmph.com | 人卫官方资讯发布平台 |

中国糖尿病视网膜病变防治指南
（基层版）

编　　著：全国防盲技术指导组
出版发行：人民卫生出版社（中继线 010-59780011）
地　　址：北京市朝阳区潘家园南里 19 号
邮　　编：100021
E - mail：pmph @ pmph.com
购书热线：010-59787592　010-59787584　010-65264830
印　　刷：中国农业出版社印刷厂
经　　销：新华书店
开　　本：850×1168　1/32　印张：2.5
字　　数：63 千字
版　　次：2017 年 8 月第 1 版　2018 年 11 月第 1 版第 2 次印刷
标准书号：ISBN 978-7-117-24771-9/R·24772
定　　价：40.00 元

■ 参与制定指南的专家组成员

王宁利　首都医科大学附属北京同仁医院眼科中心
　　　　北京市眼科研究所（全国防盲技术指导组组长）
胡爱莲　首都医科大学附属北京同仁医院眼科中心
　　　　北京市眼科研究所（全国防盲技术指导组副组长
　　　　兼办公室主任）
汤　欣　天津市眼科医院（全国防盲技术指导组副组长）
徐国兴　福建医科大学附属第一医院眼科（全国防盲技术
　　　　指导组副组长）

■ 以下全国防盲技术指导组成员按姓氏笔画排序

丁　琳　新疆维吾尔自治区人民医院
王　青　青海大学附属医院眼科
王丽娅　河南省人民医院　河南省眼科研究所
王利华　山东省立医院眼科中心
任百超　西安交通大学第二附属医院眼科
吕建华　河北省眼科医院
孙立滨　黑龙江省眼科医院黑龙江省眼病防治所
孙兴怀　复旦大学附属眼耳鼻喉科医院
朱　丹　内蒙古医科大学附属医院眼科
毕宏生　山东中医药大学附属眼科医院
邢怡桥　湖北省人民医院眼科
何　伟　何氏眼科医院
吴峥峥　四川省人民医院眼科
张文芳　兰州大学第二医院眼科
张劲松　中国医科大学附属第四医院眼科
李志敏　贵阳医科大学附属医院眼科
苏冠方　吉林大学第二医院眼科
邹海东　上海市第一人民医院　上海市眼病防治中心

3

陈雪艺　新疆医科大学第一附属医院
周希瑗　重庆医科大学附属第二医院眼科
易敬林　南昌大学附属眼科医院
娄小波　湖南省人民医院眼科
洪朝阳　浙江省人民医院眼科中心
钟兴武　海南省眼科医院
唐罗生　中南大学湘雅二医院眼科
袁援生　昆明医科大学第一附属医院眼科
贾亚丁　山西省眼科医院
郭海科　广东省人民医院眼科
盛迅伦　宁夏回族自治区眼科医院
温跃春　安徽省立医院眼科
谢　晖　江西省人民医院眼科中心
韩　清　哈尔滨医科大学附属第四医院眼科
谭少健　广西医科大学附属第一医院眼科
瞿　佳　温州医科大学附属眼视光医院

■ 执笔人

王凤华　首都医科大学附属北京同仁医院眼科中心
胡爱莲　首都医科大学附属北京同仁医院眼科中心
　　　　北京市眼科研究所
王冰松　首都医科大学附属北京同仁医院眼科中心
　　　　北京市眼科研究所

■ 编写秘书

温　良　抚顺市眼病医院
张　旭　首都医科大学附属北京同仁医院眼科中心
　　　　北京市眼科研究所

全国防盲技术指导组
关于印发中国糖尿病视网膜病变
防治指南（基层版）的通知

（国卫医发［2016］57号）

各省、自治区、直辖市防盲技术指导组：

为贯彻落实《"十三五"全国眼健康规划（2016—2020年）》（国卫医发〔2016〕57号）有关要求，配合糖尿病视网膜病变防治工作，全国防盲技术指导组组织专家研究制订了《中国糖尿病视网膜病变防治指南（基层版）》，为基层医疗机构和医生提供一个简明扼要、通俗易懂、实用、可操作的指南，使他们在工作中有据可循。现将该指南印发（电子版可在中国防盲网网址：http://www.eyecarechina.com/下载），请各地认真学习，推广使用。

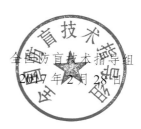

全国防盲技术指导组
2017年2月28日

■ 前　　言

　　糖尿病已成为我国重要的公共卫生问题，糖尿病及其并发症给人类健康和社会发展带来了严重的负担。2015 年据国际糖尿病联盟（International Diabetes Federation，IDF）统计，全球有4.15 亿糖尿病病人，我国糖尿病的患病率约为 7.97%，患病人数约 1.1 亿人。已成为糖尿病患病人数最多的国家。糖尿病视网膜病变（diabetic retinopathy，DR）是糖尿病常见的眼部并发症，是目前成人致盲的主要原因，被世界卫生组织界定为现阶段继白内障后的第二大防盲重点眼病。DR 的早期筛查和及时治疗是减少因治疗 DR 并发症产生的疾病经济负担的关键。糖尿病病人要定期进行眼底检查以避免错过治疗的时机。通过筛查、预防和治疗可以使 90% 的 DR 病人避免发生严重视力下降。

　　通过贯彻学习 2015 年国务院办公厅印发的《关于推进分级诊疗制度建设的指导意见》（国办发〔2015〕70 号）和《关于印发推进县级公立医院综合改革意见的通知》（国卫体改发〔2014〕12 号）等相关文件，为解决我国医疗资源配置不合理、眼科资源有限和庞大的糖尿病人群之间的矛盾，有效降低 DR 的致盲率，需要充分发挥基层医院作为防盲主战场以及基层医生作为防盲主力军的作用，并迫切需要加强内科、眼科等多学科合作，控制糖尿病及其并发症，做好早期筛查、早期干预、早期治疗，以预防或减少 DR 的发生进展，减少和控制因糖尿病眼病所致的盲和视力损害。

　　受国家卫计委医政医管局委托，全国防盲技术指导组在《我国糖尿病视网膜病变临床治疗指南（2014 年）》和国际眼科理事会（The International Council of Ophthalmology，ICO）《糖尿病眼保健指南（2014 年）》的基础之上，编写了这本《中国糖尿病视网膜病变防治指南（基层版）》。该指南的编写是经过全国防盲技术指导组的专家团队反复多次讨论、修改、审核而完成的，凝聚了全国各地区防盲技术指导组委员的智慧和心血。

　　本书不仅介绍了 DR 的基本定义、临床表现、诊断和治疗等，着重介绍了 DR 在基层如何进行筛查、转诊以及随访工作，并列出 DR 防治工作的评估指标，为基层医生提供了一个简明扼要、通俗易懂、实用且可操作的指南，使他们在工作中有证可循。

　　感谢编写团队对本指南做出的贡献，感谢国家卫生计生委、全国防盲技术指导组的帮助和支持，感谢为这本指南编写做出贡献的所有人员！

　　本指南为初次编写出版，尚存在一些不足之处，希望在践行中能提出问题并不断修改完善。为我国糖尿病视网膜病变的防治做出贡献。

王宁利

2017 年 6 月 5 日

■ 目　　录

第一章
背　景

一、糖尿病的诊断标准、分型及流行病学

糖尿病是由于胰岛素分泌和（或）胰岛素作用绝对或相对不足引起的以高血糖为主要特征的综合征。目前我国糖尿病的临床诊断采用世界卫生组织（World Health Organization，WHO）1999 年的糖尿病诊断标准，以静脉血浆葡萄糖为依据，毛细血管血的血糖值仅作为参考。诊断依据为：糖尿病症状和静脉血浆葡萄糖浓度≥11.1mmol/L（1mmol/L=18g/L）或空腹血浆葡萄糖浓度≥7.0mmol/L 或口服葡萄糖耐量试验（oral glucose tolerance test，OGTT）2 小时的血糖浓度≥11.1mmol/L。

以糖尿病病因学分型体系，糖尿病共分 4 大类：

1. 1 型糖尿病　主要的病理生理学特征是胰岛 B 细胞数量显著减少和消失，导致胰岛素分泌显著下降或缺失。

2. 2 型糖尿病　主要的病理生理学特征为胰岛 B 细胞功能缺陷，导致胰岛素分泌减少（或相对减少）或胰岛素抵抗，或两者共同存在，胰岛素在机体内调控葡萄糖代谢的能力下降。

3. 妊娠糖尿病　指在妊娠期间被诊断的糖尿病，不包括妊娠前已经被诊断的糖尿病。

4. 特殊类型糖尿病　是在不同水平上（从环境因素到遗传因素或两者间相互作用）病因学相对明确的一些高血糖状态。

其中 1 型糖尿病、2 型糖尿病和妊娠糖尿病是临床的常见类型。

1

近年来糖尿病患病率和病人数量在全球范围内急剧上升，糖尿病及其并发症已经给人类健康和社会发展带来了严重的负担。中华医学会糖尿病学分会组织全国 14 个省市进行糖尿病流行病学调查的最新数据显示，我国 20 岁以上的成年人糖尿病患病率为 9.7%，成人糖尿病病人总数达 9240 万，其中农村约 4310 万，城市约 4930 万。2015 年据国际糖尿病联盟（International Diabetes Federation，IDF）统计全球有 4.15 亿糖尿病病人，我国已成为糖尿病患病人数最多的国家。

二、糖尿病视网膜病变的患病率和危险因素

糖尿病视网膜病变（diabetic retinopathy，DR）是糖尿病常见的眼部并发症。我国近年来的流行病学调查资料显示，视网膜病变在糖尿病病人人群中的患病率为 24.7%～43.1%，其中增殖期视网膜病变比例在 3.3%～7.4%。糖尿病黄斑水肿（diabetic macular edema，DME）与临床有意义的黄斑水肿（clinically significant macular edema，CSME）在糖尿病病人人群中的患病率分别为 5.2%[95% 可信区间，（3.1%，7.9%）] 和 [95% 可信区间，3.5%（1.9%～6.0%）]。荟萃分析结果显示 DR、非增殖性 DR（non prolifertive dibetic retinopthy，NPDR）与增殖性 DR（prolifertive dibetic retinopthy，PDR）在总体人群中的患病率分别为 1.3%[95% 可信区间，（0.5%，3.2%）]、1.1%[95% 可信区间，（0.6%，2.1%）] 和 0.1%[95% 可信区间，（0.1%，0.3%）]，在糖尿病病人人群中的发病率分别是 23.0%[95% 可信区间，（17.8%，29.2%）]、19.1%[95% 可信区间，（13.6%，26.3%）] 和 2.8%[95% 可信区间，（1.9%，4.2%）]。

糖尿病病程、血糖控制水平和高血压程度是 DR 发生发展的最主要危险因素。糖尿病病人病程越长，发生 DR 的风险就越高。调查显示 1 型糖尿病病人病程 5、10 和 15 年 DR 发生率分别为 25%、60% 和 80%。2 型糖尿病病人诊断时即有 15% 病

人发生 DR，病程 5 年和 10 年 DR 发生率分别为 55% 和 70%。严格控制血糖可以有效减缓 DR 的发生和发展。糖尿病控制和并发症研究（Diabetes Control and Complications Trial，DCCT）和糖尿病干预与并发症流行病学研究（Study on the Epidemiology of Diabetes Interventions and Complications，EDIC）结果均显示，与传统治疗组相比，严格控制血糖可使 1 型糖尿病病人 DR 的发病率降低 76% 并使疾病的进展率平均下降 54%；英国前瞻性糖尿病研究（UK Prospective Diabetes Study，UKPDS）发现，与传统治疗组对比，强化治疗组微血管病变发生率降低 25%。特别应注意，在糖尿病早期进行良好的血糖控制对于 DR 的长久预后非常重要。严格控制血压也有类似的益处，在 UKPDS 研究中发现，与轻度血压控制组（平均 154mmHg/87mmHg）相比，严格血压控制组（平均 144mmHg/82mmHg）DR 进展和视力恶化风险降低。

■ 第二章
糖尿病视网膜病变和糖尿病黄斑水肿的定义、分级

一、糖尿病视网膜病变的定义、自然病程

DR 是糖尿病导致的视网膜微血管损害所引起的一系列典型病变，是一种影响视力甚至致盲的慢性进行性疾病。

早期病变特征为视网膜微血管异常，包括微血管瘤和视网膜内出血、棉絮斑等。在此期或稍晚期，视网膜血管壁通透性增加会引起视网膜增厚（水肿）和脂质沉积（硬性渗出），当此种改变发生在视网膜后极部则为黄斑水肿，病变累及黄斑中心凹时视力受损。

当视网膜病变进展时，视网膜血管逐渐闭塞，导致灌注减少和视网膜缺血。缺血逐渐严重表现为视网膜静脉异常（如静脉串珠）、视网膜内微血管异常以及更严重和更广泛的视网膜出血和渗出。病变进一步发展，视网膜缺血导致视网膜或视盘出现新生血管。新生血管管壁屏障异常，易发生破裂出血，形成玻璃体积血；新生血管发生纤维化，可以导致视网膜前膜形成、玻璃体牵拉条索、视网膜裂孔、牵拉性或孔源性视网膜脱离；新生血管在虹膜和前房角生长时，可出现新生血管性青光眼，以上情况均将导致病人严重视力下降甚至失明。

二、糖尿病视网膜病变的眼底改变

DR 的眼底改变可以分为非增殖性和增殖性糖尿病视网膜

病变两类：

非增殖性糖尿病视网膜病变（NPDR）是疾病发展的早期阶段，主要表现有微血管瘤、点状或片状出血、硬性渗出、棉絮斑及血管病变中视网膜内微血管异常、静脉扩张或静脉串珠等。NPDR 的病变体征及其特点见附录 1。

增殖性糖尿病视网膜病变（PDR）表现为视网膜新生血管生成、纤维性增殖、视网膜前出血或玻璃体积血，以及视网膜裂孔或纤维条索收缩导致的牵拉性视网膜脱离。视网膜新生血管发生在视盘及其附近 1 个视盘直径范围内称为视盘新生血管，其他部位的新生血管称为视网膜新生血管。PDR 的病变体征及其特点见附录 2。

三、糖尿病视网膜病变的分级

中华医学会眼科学分会眼底病学组分别于 1985 年和 2014 年制定了我国 DR Ⅵ 期的分期方法。为了增进世界范围内眼科医师和初级保健医师在诊治糖尿病及 DR 中的交流，我国目前广泛应用 2003 年国际眼科理事会（ICO）制定的 DR 国际分级标准：分为无 DR、轻度、中度、重度 NPDR 及 PDR，共五级（表 2-1），眼底表现及特征描述见附录 3。

四、糖尿病黄斑水肿的定义及分级

DME 是黄斑区视网膜由于微血管瘤及毛细血管的渗漏引起视网膜水肿增厚或硬性渗出沉积，可出现在 DR 的任何阶段，并且与 DR 的发生发展不相关，亦可单独发生。DME 是引起病人视力损害的主要原因，及早发现和正确诊断黄斑水肿是非常重要的。ICO 制定的国际分级标准将 DME 分为 4 级，即无 DME 以及依据病变距黄斑中心凹的距离分为轻度、中度和重度黄斑水肿（表 2-2），糖尿病黄斑水肿眼底表现及特征描述见附录 4。

表 2-1　糖尿病视网膜病变的国际分级

糖尿病视网膜病变	散瞳检眼镜所见
无视网膜病变	无异常
轻度 NPDR	仅有微动脉瘤
中度 NPDR	不仅有微动脉瘤，但轻于重度 NPDR
重度 NPDR	有下列任一表现，且无 PDR 体征 • 4 个象限均有多于 20 处视网膜内出血 • ≥2 个象限有明确的静脉串珠样改变 • ≥1 个象限有明显的视网膜内微血管异常
PDR	以下一项或两项： • 新生血管 • 玻璃体积血或视网膜前出血

NPDR：非增殖性糖尿病视网膜病变

PDR：增殖性糖尿病视网膜病变

表 2-2　糖尿病黄斑水肿的国际分级

糖尿病黄斑水肿	散瞳检眼镜所见
无明显 DME	后极部无明显视网膜增厚或硬性渗出
有明显 DME	后极部有明显视网膜增厚或硬性渗出
轻度 DME	远离黄斑中心的后极部存在视网膜增厚或硬性渗出
中度 DME	视网膜增厚和硬性渗出接近黄斑中心但未累及黄斑中心凹
重度 DME	视网膜增厚和硬性渗出累及黄斑中心凹

DME：糖尿病黄斑水肿

硬性渗出是当前或既往有黄斑水肿的体征。糖尿病黄斑水肿定义为视网膜增厚；糖尿病黄斑水肿的检查最好在散瞳后应用裂隙灯前置镜和（或）眼底立体照相技术进行三维观察评价

■ 第三章

糖尿病视网膜病变的筛查及转诊

DR 的早期筛查和定期随诊是减少糖尿病病人视力损害的重要途径。定期进行眼科检查以及适时合理的视网膜激光光凝治疗可以使 90% 的 DR 病人避免发生严重视力下降。不幸的是，仅有约 1/3 的糖尿病病人定期接受眼部检查，甚至 43% 的糖尿病病人从未进行眼科检查。DR 早期大多数病人没有临床症状，直到病变进展影响到视力。因此 DR 防盲治盲的关键是早期发现。每位糖尿病病人，均应定期进行眼科检查，排除视网膜病变。

一、筛查起始时间

对于不同类型的糖尿病，开始筛查视网膜病变以及随诊时间安排有所不同。1 型糖尿病大多为青少年，发病年龄高峰在 14 岁左右，我国糖尿病病人的发病年龄与诊断年龄有时不完全符合，某些病人第一次诊断为 DM 时可能已出现视网膜病变，故建议青春期前或青春期诊断的 1 型糖尿病在青春期后（12 岁后）开始检查眼底，之后应每年随诊，青春期后发病的病人一旦确诊即进行视网膜病变筛查。对于 2 型糖尿病应在确诊时开始筛查眼底病变，每年随诊一次。对于妊娠糖尿病应在妊娠前或妊娠初期 3 个月开始筛查（表 3-1）。

表 3-1 糖尿病病人接受眼科检查的首诊和随诊时间建议

糖尿病类型	首次检查时间	随诊时间
1 型糖尿病	发病 3 年后	每年 1 次
2 型糖尿病	确诊时	每年 1 次
妊娠糖尿病	妊娠前或妊娠初 3 个月	无 DR 及轻度、中度 NPDR:每 3～12 个月 重度 NPDR:每 1～3 个月

NPDR:非增殖性糖尿病视网膜病变

二、筛查内容和对执行医院的建议

筛查工作不需要眼科医生甚至眼底专科医生进行。完善的筛查内容需要包括矫正视力和眼底检查等详细的眼科检查,根据 DR 分级按照转诊原则进行转诊(表 3-2),筛查转诊流程见附录 5。在筛查和转诊工作中需要询问糖尿病病人的病情控制情况,包括血糖、血压和血脂的检测指标。此外,需要询问女性病人是否怀孕或准备怀孕。

表 3-2 糖尿病视网膜病变不同分级转诊、治疗及随访表

糖尿病视网膜病变分级		转诊眼科医生与否	治疗及随访频次(随访依据不同的资源情况)		
			资源不足	资源有限	资源充足
无明显的视网膜病变		否	内科治疗	2 年	2 年	1 年
轻度 NPDR		否	内科治疗	2 年	1～2 年	1 年
中度 NPDR	不伴有 DME	否	内科治疗	1 年	1 年	6～12 个月
	伴有 DME	是	眼科治疗(黄斑激光或抗 VEGF)		
重度 NPDR		是	眼科治疗(PRP)		
PDR		紧急转诊	眼科治疗(PRP)		

续表

糖尿病视网膜病变分级	转诊眼科医生与否	治疗及随访频次（随访依据不同的资源情况）		
		资源不足	资源有限	资源充足
不累及黄斑中心凹 DME	是	眼科治疗（黄斑激光）		
累及黄斑中心凹的 DME	紧急转诊	眼科治疗（抗 VEGF）		

NPDR：非增殖性糖尿病视网膜病变

PDR：增殖性糖尿病视网膜病变

DME：糖尿病黄斑水肿

PRP：全视网膜光凝

抗 VEGF：抗血管内皮生长因子

由于我国医疗资源水平不均一，需要针对不同眼科资源的医院进行相应筛查和转诊指导。不同资源的医院可承担不同的筛查内容，筛查执行医院分为"资源不足"、"资源有限"和"资源充足"三类。"资源"系指眼科设施。

1. 视力检查　可由经培训的全科医师或社区人员等完成，依执行医院的眼科资源不同而要求内容不同。

（1）资源充足医院：使用 3m 或 4m 视力表检查，并行验光矫正视力。

（2）资源有限或不足医院：查生活视力（近视力或远视力），如视力下降检查小孔视力。

2. 眼底检查　可由经培训的全科医师或社区人员等完成，依执行医院的眼科资源不同而要求内容不同。

（1）资源充足医院：眼底数码照相（可以广角或非广角照相；可立体或非立体；可散瞳或免散瞳），可以结合 OCT 检查。同时可以有远程阅片系统。

（2）资源有限或不足医院：直接检眼镜、间接检眼镜或裂隙灯显微镜检查眼底，对 DR 进行初步分级，可以由经过培训的全科医师进行。如果无法评估患眼底以除外有无 DR，需要转至眼科医生。糖尿病视网膜病变有效评估工具及其优缺点见附录6。

在资源不足的医院最少应该进行视力检查和 DR 初级筛查以便完成转诊。①当病人出现视力损害，不具备诊断和治疗资源的医院应向有资源的医院转诊；②如果病人得不到充分的视网膜评估，则应转诊至眼科医师和眼底专科医师进行检查；③曾接受过视网膜激光治疗的病人转诊眼科医生复诊。

第四章
糖尿病视网膜病变的诊治评估

DR 的诊治过程应包括全面的眼科检查,如视力和 DR 的分级及是否存在 DME 及其分级。同时需要了解病人糖尿病的病史以及治疗情况。具体内容如下:

一、首诊

1. 首诊病史记录要点

(1)糖尿病病程

(2)既往血糖控制情况(糖化血红蛋白)

(3)用药情况(尤其是胰岛素、口服降糖药、降血压药、降血脂药和全身抗凝药)

(4)全身病史(如肥胖、肾脏疾病、系统性高血压、血脂水平、妊娠等)

(5)眼病史,眼和全身手术史

2. 首诊体检要点

(1)视力

(2)眼压

(3)必要时进行前房角镜检查(如发现虹膜新生血管或眼压升高时)

(4)裂隙灯显微镜检查

(5)眼底检查:目前诊断 DR 最常用且敏感性高的方法为散瞳后的眼底照相和裂隙灯显微镜下眼底检查,均由经过培训的人员进行。其他检查方式见附录 6。眼底照相由于其无创、易操作、客观并且可永久记录以利于随访比较，因此是评估眼底情况的首选方法。然而经过培训的检查者不用眼底照相而选择其他检查方法也可以确诊 DR。所有的检查均需要培训，间接检眼镜和裂隙灯显微镜检查技术比眼底照相技术要求更高，而免散瞳眼底数码照相机相对容易操作，但是眼底照相的缺点主要是图片质量受屈光间质影响以及所获取的眼底图片须经专业人员判读来确定病变与否及其程度。

二、随访评估

通常情况下，随访中病史记录与首诊时相同，必不可少的检查包括眼科症状、视力、眼压和眼底检查。具体如下：

1. 随诊病史记录要点

（1）视觉症状

（2）血糖（糖化血红蛋白）

（3）全身情况（如妊娠、血压、血脂、肾功能状况）

（4）用药情况

2. 随访时查体项目

（1）视力

（2）眼压

（3）裂隙灯显微镜检查

（4）前房角镜检查（如果可疑虹膜新生血管或眼压升高时）

（5）眼底检查

3. 辅助检查

（1）荧光素眼底血管造影（fluorescein fundus angiography，FFA）　荧光素眼底血管造影并非糖尿病病人常规检查项目，也并非诊断 PDR 或 DME 所必需，这两者都能通过临床检查来确诊。FFA 主要用于指导 DME 治疗和评价不能解释的视力下降原因。FFA 可识别可能导致黄斑水肿的黄斑毛细血管无灌注区或毛细血管渗漏的来源，从而指导激光治疗黄斑水肿。荧光素眼底血管造影在糖尿病视网膜病变的应用见表 4-1。当眼科医师要求病人进行 FFA 时必须了解其潜在危险，可能会出现严重的并发症，包括死亡（1/200 000）。行 FFA 检查时应按照标准操作规范并制定明确的应急急救预案以及流程，尽可能减少危险和处理并发症。

表 4-1　FFA 在糖尿病视网膜病变中的应用

应用情况	经常	偶尔	从不
指导 CSME 治疗	●		
评估无法解释的视力下降原因	●		
用于确定可疑的但临床检查无法确定的视网膜新生血管	●		
确定玻璃体黄斑牵拉的区域		●	
排除黄斑水肿的其他原因		●	
确定视网膜毛细血管无灌注区面积		●	
用于评估难以确定的黄斑水肿		●	
用于筛查病人是否患有糖尿病视网膜病变			●

CSME：有临床意义的黄斑水肿

（2）相干光断层成像（optical coherence tomography，OCT）OCT 是识别 DME 部位以及严重程度的敏感性最高的方法，能够提供玻璃体视网膜交界面、视网膜神经上皮层、色素上皮层和视网膜下等各层结构的高分辨率图像。OCT 可用于定量测量视网膜厚度、监测黄斑水肿、确定玻璃体黄斑牵拉以及 DME 病人是否合并存在其他黄斑病变。相干光断层成像（OCT）在糖尿病视网膜病变的应用见表 4-2。

表 4-2　OCT 在糖尿病视网膜病变中的应用

应用情况	经常	偶尔	从不
评估无法解释的视力下降原因	●		
确定玻璃体黄斑牵拉的区域	●		

续表

应用情况	经常	偶尔	从不
评估难以确定的黄斑水肿	●		
检查黄斑水肿的其他原因		●	
用于筛查病人是否患有糖尿病视网膜病变			●

（3）眼部超声　当存在玻璃体积血或屈光间质混浊时，超声可作为评估视网膜状态的诊断工具。

三、病人教育

1. 与病人讨论检查结果及其意义。

2. 建议无DR的糖尿病病人每年接受一次散瞳眼底检查。

3. 告知病人DR的有效治疗依赖于定期随访和及时治疗，即使是有良好的视力且无眼部症状者也要定期随诊。

4. 告知病人降低血脂水平、维持接近正常的血糖水平和血压的重要性。

5. 与其内科医师或内分泌科医师沟通眼部的相关检查结果。

6. 为手术效果不好或无法接受治疗的病人提供适当的支持（例如，提供咨询、康复或社会服务等）。

7. 为低视力病人提供低视力功能康复治疗和社会服务。

第五章
糖尿病视网膜病变治疗

DR 的治疗是综合性治疗，包括全身治疗和眼局部治疗。全身治疗指控制血糖血压等，这是治疗 DR 的基础；眼局部治疗主要采用全视网膜激光光凝、黄斑激光光凝、玻璃体腔注药及玻璃体切除术。根据糖尿病视网膜病变分级不同及是否合并黄斑水肿，采用不同的治疗方式或联合治疗。

（一）正常或轻度 NPDR

眼底检查为正常或轻度 NPDR（仅见少数几个微血管瘤）的病人应当每年复查一次，因为每年有 5%～10% 正常的病人会发生 DR 或原有 DR 进展。这一阶段不需要进行眼底照相、荧光素眼底血管造影检查和激光光凝治疗。

（二）无黄斑水肿的轻度至中度 NPDR

眼底出现视网膜微血管瘤和斑点状出血或硬性渗出的病人应当每 6～12 个月复查。对这类病人不需要进行荧光素眼底血管造影检查和激光治疗，眼底照相可作为与将来比较时的基础资料。

（三）伴有 CSME 的轻度至中度 NPDR

轻度及中度的糖尿病黄斑水肿，视网膜增厚或硬性渗出未累及黄斑中心凹，建议行黄斑激光治疗。黄斑激光分为局灶光凝和格栅光凝，方法及激光参数见附录 7。重度的糖尿病黄斑水肿，视网膜增厚或硬性渗出累及黄斑中心凹，研究显示玻璃体腔内注射抗 VEGF 药物治疗效果优于黄斑激光治疗效果。糖尿病黄斑水肿治疗方案见附录 8。抗 VEGF 玻璃体腔药物注射流程参见我国视网膜病玻璃体腔注药术质量控制标准。

(四)重度 NPDR 和非高危 PDR

这一阶段有近 50% 的重度 NPDR 在 1 年内进展为 PDR，15% 进展为高危 PDR，应考虑行全视网膜激光光凝治疗。全视网膜光凝方法及激光参数见附录 9 及附录 10，激光治疗眼底表现见附录 11。激光治疗的目的是减少视力进一步下降的危险。治疗前，眼科医生应当评估黄斑水肿程度，与病人讨论治疗的副作用和视力下降的危险性，并征得病人同意，并签署知情同意书。

(五)高危 PDR

高危 PDR 的特征包括：视盘新生血管面积大于 1/3 个视盘面积；玻璃体积血或视网膜前出血，并伴有小于 1/3 个视盘面积的视盘新生血管或大于 1/2 视盘面积的视网膜新生血管。高危 PDR 病人应迅速施行全视网膜激光光凝治疗。全视网膜激光治疗后，如果视网膜新生血管未消退、视网膜或虹膜新生血管增加、有新的玻璃体积血或出现新的新生血管区域需要再次行全视网膜激光光凝治疗或玻璃体切除术。

(六)不适于进行光凝治疗的高危 PDR

在一些严重的玻璃体积血或视网膜前出血、牵拉性黄斑脱离（尤其是新发生的）、合并牵拉性和（或）孔源性视网膜脱离阻碍实施全视网膜光凝的病人，需要进行玻璃体切除手术。出现玻璃体积血和虹膜红变的病例也应当考虑尽快施行玻璃体切除术，术中联合全视网膜光凝治疗。

对糖尿病视网膜病变的综合诊疗建议见附录 12。

第六章
DR 防治工作的评估指标建议

1. 糖尿病视网膜病变相关的盲和视力损害的患病率

2. 由于 DR 所致盲和视力损害占全人群盲和视力损害的构成比

3. 已确诊的糖尿病病人末次眼底检查情况

（1）从未检查出 DR

（2）0～12 个月前

（3）13～24 个月前

（4）>24 个月前（亦可以简单分为：从未 /0～12 个月前 / 大于 12 个月）

4. 过去一年进行过 DR 检查的病人数量

5. 过去一年接受眼底激光或抗 VEGF 治疗的病人数量

以上数值可以用以下率来定义：

6. 每年每百万人口接受眼底激光或抗 VEGF 治疗率 [类似于白内障手术率（CSR）]

7. 某限定地区所有糖尿病病人中接受眼底激光或抗 VEGF 治疗人数

8. 某限定地区威胁视力的 DR 病人中接受眼底激光或抗 VEGF 治疗人数

■ 附 录

附录1 非增殖性糖尿病视网膜病变
基本病变特征的眼底表现描述

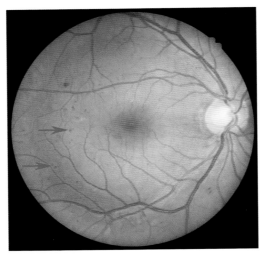

【基本病变】

微血管瘤：病变特点为孤立的、球形的、红或暗红色小圆点。直径常在 15~60μm，偶有较大者，但一般不超过 125μm。常出现在眼底后极部，多见于黄斑区及其颞侧。

【彩色眼底照相中病变特征描述】

黄斑区及其颞侧视网膜可见散在分布的边界清楚的微血管瘤（箭头）。

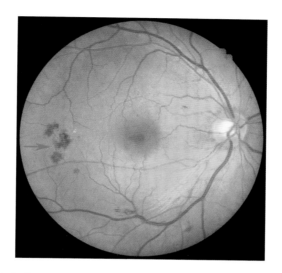

【基本病变】

视网膜点片状出血：点状出血，其形态为圆形或不规则红色小出血点，不同形状的出血反映其位于不同的视网膜层次。出血位于视网膜内核层，表现为斑点状或片状；出血位于神经纤维层，表现为线状或条状。

【彩色眼底照相中病变特征描述】

后极部视网膜散在的点状、斑状、线状等形状不同的视网膜内出血（箭头）。

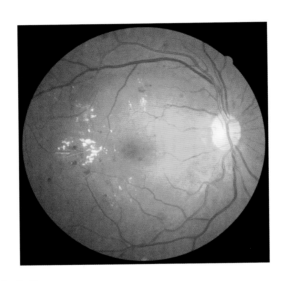

【基本病变】

　　硬性渗出：多位于视网膜的外丛状层，表现为大小不等，边界清楚的蜡黄色点片状渗出，以后极部多见，常成簇状堆积，有时融合成片，或成环状围绕一个或数个微血管瘤。若位于黄斑，则可沿 Henle 纤维分布而呈星芒状。

【彩色眼底照相中病变特征描述】

　　后极部视网膜散在的成簇状蜡黄色点片状硬性渗出（箭头）。

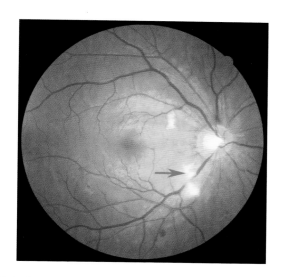

【基本病变】

软性渗出：是由于视网膜缺血而引起浅层视网膜神经纤维梗死。表现为浅灰色或白色的、边缘模糊、形似棉球或绒毛样的特征，因此常用名为"棉絮斑"。通常与硬性渗出不同，不成簇状出现。

【彩色眼底照相中病变特征描述】

后极部近视盘可见棉絮状，形态不规则灰白色棉絮斑（箭头）。

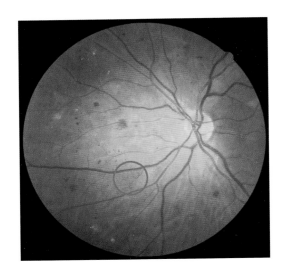

【基本病变】

视网膜内微血管异常:为小动脉和微静脉之间的毛细血管网广泛闭塞导致残存的毛细血管网扩张,也可以是新发生的血管芽,多发生在视网膜无灌注区旁,眼底表现为枝芽状或末端尖形扩张。

【彩色眼底照相中病变特征描述】

视盘鼻下方视网膜可见扩张迂回的血管(环形区域)。

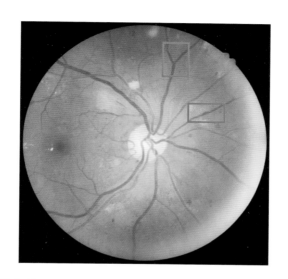

【基本病变】

　　静脉串珠：是视网膜严重缺血的征兆。表现为静脉管径变得粗细不均，严重者呈串珠状、腊肠状或球状扩张，血管可盘绕成环形，有的静脉管壁合并有白鞘。

【彩色眼底照相中病变特征描述】

　　视网膜鼻上分支静脉管径粗细不均，节段性扩张（条形区域）。

附录 2　增殖性糖尿病视网膜病变 基本病变特征的眼底表现描述

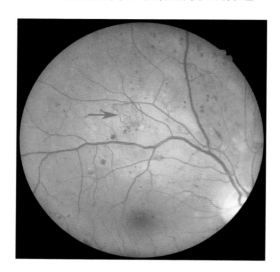

【基本病变】

　　视网膜新生血管：位于视盘 1 个视盘直径以外的视网膜区域的新生血管，是增殖性视网膜病变的本质特征。表现为芽状，线状，绒线状，扇贝状的新生血管网。血管管壁易破裂造成视网膜前出血或玻璃体积血。

【彩色眼底照相中病变特征描述】

　　视网膜颞上方可见绒线状的新生血管网（箭头）。

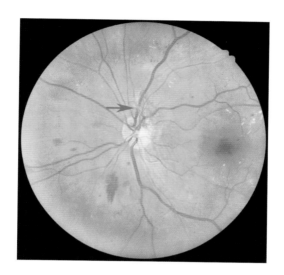

【基本病变】

　　视盘新生血管：位于视盘及其附近 1 个视盘直径范围内的新生血管，与视盘上的细小血管鉴别要点为：新生血管呈环状和网状；正常视网膜血管不形成环状。

【彩色眼底照相中病变特征描述】

　　视盘表面绒线状的新生血管网（箭头）。

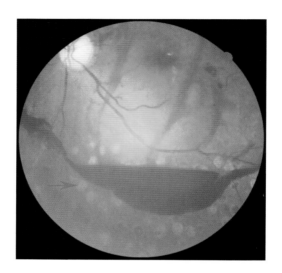

【基本病变】

视网膜前出血：出血位于视网膜内界膜下，或视网膜与玻璃体后界膜之间，在此形成大小不等的半圆形或舟状出血，为视网膜前出血，表现为上界呈水平线，下界成半球弧形的出血团。

【彩色眼底照相中病变特征描述】

视盘颞下方可见上界呈液平面的舟状视网膜前出血（箭头）。

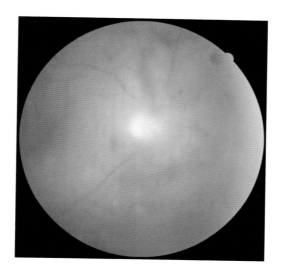

【基本病变】

玻璃体积血：新生血管易破裂出血，出血进入玻璃体腔，形成玻璃体积血。少量的玻璃体积血可表现为"飞蚊症"。大量出血可完全遮挡视网膜。

【彩色眼底照相中病变特征描述】

玻璃体腔内团片状血性浮游物，视网膜被积血遮挡，仅隐约可见视盘轮廓及大血管走行。

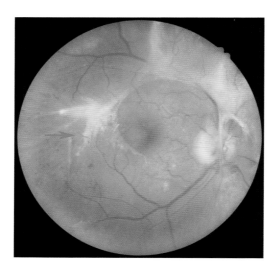

【基本病变】

纤维增殖及牵拉性视网膜脱离：视网膜纤维增生，多在视盘表面或沿颞侧大血管弓的视网膜表面生长，具有收缩能力，可引起视网膜皱褶、黄斑异位、视网膜裂孔、牵拉性视网膜脱离。

【彩色眼底照相中病变特征描述】

自视盘表面生长，并沿颞上血管弓延伸至黄斑颞侧形成环形视网膜前纤维增殖膜，黄斑颞侧视网膜受其牵拉呈浅层视网膜脱离（箭头）。

附录3　糖尿病视网膜病变严重程度分级眼底表现

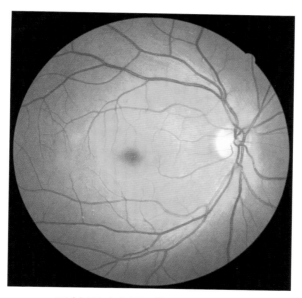

无糖尿病视网膜病变（右眼）

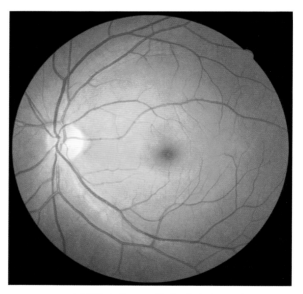

无糖尿病视网膜病变（左眼）

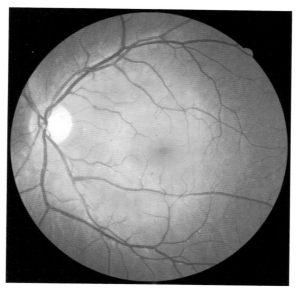

轻度非增殖性糖尿病视网膜病变（左眼）

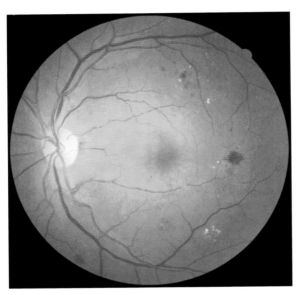

中度非增殖性糖尿病视网膜病变伴黄斑水肿（左眼）

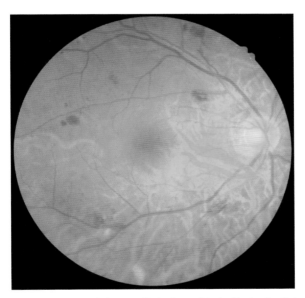

中度非增殖性糖尿病视网膜病变不伴有黄斑水肿（右眼）

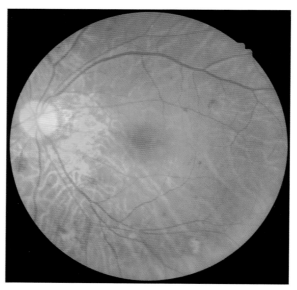

中度非增殖性糖尿病视网膜病变不伴有黄斑水肿（左眼）

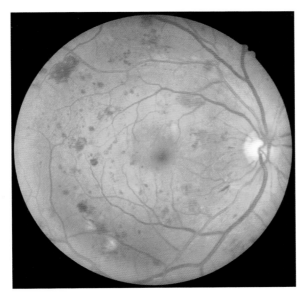

重度非增殖性糖尿病视网膜病变（右眼）：4 个象限均有多于 20 处视网膜内出血

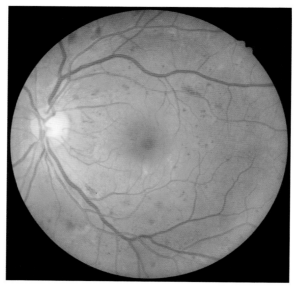

重度非增殖性糖尿病视网膜病变（左眼）：4 个象限均有多于 20 处视网膜内出血

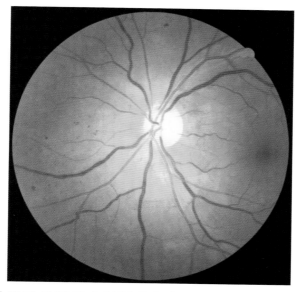

重度非增殖性糖尿病视网膜病变（左眼）：≥2个象限有明确的静脉串珠样改变

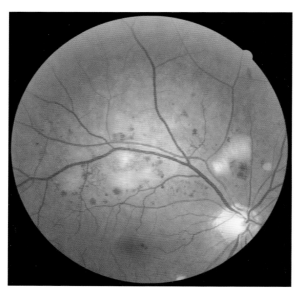

重度非增殖性糖尿病视网膜病变(右眼)：≥1个象限有明显的视网膜内微血管异常

附录 4　糖尿病黄斑水肿严重程度分级眼底表现

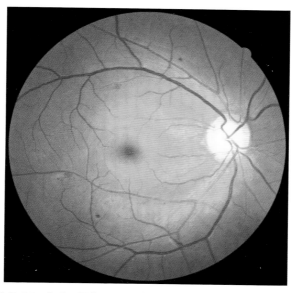

无明显 DME (右眼): 后极部无明显视网膜增厚或硬性渗出

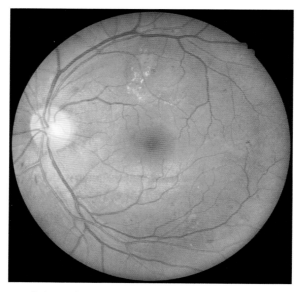

轻度 DME(左眼)：远离黄斑中心的后极部存在视网膜增
厚或硬性渗出

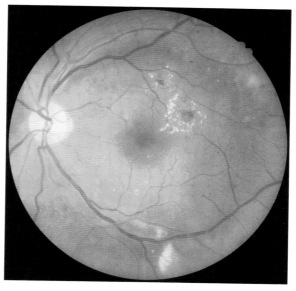

中度 DME(左眼): 视网膜增厚和硬性渗出接近黄斑中心
但未累及黄斑中心凹

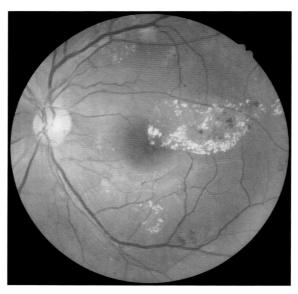

重度 DME(左眼): 视网膜增厚和硬性渗出累及黄斑中心凹

附录5　糖尿病视网膜病变筛查转诊流程

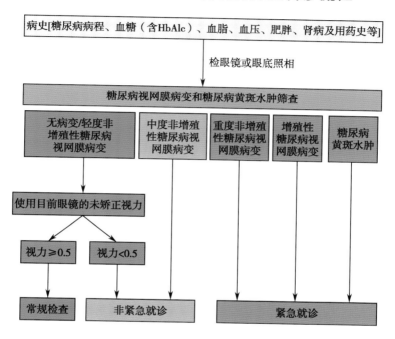

病史[糖尿病病程、血糖（含HbAlc）、血脂、血压、肥胖、肾病及用药史等]

检眼镜或眼底照相

糖尿病视网膜病变和糖尿病黄斑水肿筛查

无病变/轻度非增殖性糖尿病视网膜病变　｜　中度非增殖性糖尿病视网膜病变　｜　重度非增殖性糖尿病视网膜病变　｜　增殖性糖尿病视网膜病变　｜　糖尿病黄斑水肿

使用目前眼镜的未矫正视力

视力≥0.5　｜　视力<0.5

常规检查　｜　非紧急就诊　｜　紧急就诊

附表 6　糖尿病视网膜病变的有效评估工具及其优缺点

技术	优点	缺点	推荐
直接检眼镜	● 可移动 ● 价格低	● 需散瞳 ● 视野小 ● 敏感度低：即使是受过训练的医生使用无赤光照射也很难发现小的微血管异常 ● 通过散开的瞳孔检查效率比裂隙灯显微镜低 ● 无法进行回顾性的审核	● 可用于筛查 ● 必须散瞳
间接检眼镜	● 可移动 ● 视野大 ● 价格相对低	● 需散瞳 ● 即使是受过训练的医生使用无赤光照射也很难发现小的微血管异常 ● 通过散开的瞳孔检查效率比裂隙灯显微镜低 ● 无法进行回顾性的审核	● 可用于筛查 ● 必须散瞳

续表

技术	优点	缺点	推荐
裂隙灯显微镜	• 视野大	• 需要散瞳 • 不可移动 • 需要特殊的镜子 • 无法进行回顾性的审核	• 用于眼科检查
免散瞳眼底照相	• 视野大 • 可由未受过训练的人员操作 • 80%~90% 的病人无需散瞳 • 部分可携带至无移动设备的社区 • 可与电脑连接，且图像可长期储存 • 可客观比较同一受检者，或者不同组受检者间，不同受检时间或不同检查者 • 可用于病人教育的工具，既直接又与个体相关 • 可随时对筛选者的表现和分级进行评估	• 相对较贵 • 需要一个暗环境尽可能使瞳孔扩大 • 可审核	• 推荐用于筛查

续表

技术	优点	缺点	推荐
散瞳情况下使用免散瞳眼底照相	• 同上述，瞳孔扩大以表得更好的图片质量	• 同上所述 • 需要散瞳	• 可选
散瞳眼底照相（传统的眼底照相机）	• 视野大	• 需要散瞳 • 昂贵 • 强闪光长时间收缩瞳孔	• 适用于眼科中心
荧光素眼底血管造影	• 评估毛细血管循环唯一方法	• 有创性检查，需要对全身状况进行评估 • 昂贵 • 不能由未受过培训的非医学人员操作	• 适用于眼科中心
OCT	• 评估黄斑水肿的最佳方法之一（视网膜厚度和视网膜内水肿）	• 昂贵 • 需要散瞳 • 不能由未受过培训的非医学人员操作	• 适用于眼科中心
眼底自发荧光	• 一种功能成像，提供视网膜色素上皮细胞代谢活动的信息	• 在糖尿病视网膜病变的诊治方面此检查的相关应用和研究较少，用途尚不清楚	• 可选的高端设备

续表

技术	优点	缺点	推荐
超声	超声是检测糖尿病病人因白内障或玻璃体积血等难以检查眼底情况时作为评估视网膜状态的检查方法		• 可选

附表 7　改良的糖尿病视网膜病变早期治疗研究技术和轻度黄斑格栅激光光凝技术

特点	直接 格栅光凝 （改良的ETDRS技术）	MMG 技术
直接治疗	直接治疗距黄斑中心 500～3000μm 的视网膜增厚区域内渗漏的微动脉瘤（但不适用于视盘500μm 以内的区域）	不适用
直接治疗导致微血管瘤色泽改变	不需要，但至少在所有微血管瘤下可以看到轻度的灰白色激光斑	不适用
直接治疗的光斑大小	50～100μm	不适用
直接治疗的曝光时间	0.05～0.1 秒	不适用
格栅治疗	适用于所有有弥漫性渗漏或以下所述需接受治疗的无灌注的区域	适用于所有以下所述需接受治疗的区域（包括未增厚的视网膜区域）
考虑格栅治疗的区域	上方，鼻侧和下方距黄斑中心 500～3000μm，颞侧距黄斑中心 500～3500μm。距视盘 500μm 区域不进行激光	上方，鼻侧和下方距黄斑中心 500～3000μm，颞侧距黄斑中心 500～3500μm。距视盘500μm 区域不进行激光

续表

特点	直接/格栅光凝 (改良的 ETDRS 技术)	MMG 技术
格栅治疗的光斑大小	50～100μm	50μm
格栅治疗的曝光时间	0.05～0.1 秒	0.05～0.1 秒
格栅治疗的激光强度	几乎看不见(轻灰色)	几乎看不见(轻灰色)
格栅治疗激光光斑之间的间隔	两个可见光斑的间隔	总共 200～300 个激光斑,均匀分布在上述治疗区域(大约两到三个激光斑的宽度)
波长(格栅和局灶治疗)	绿到黄光波长	绿光波长

ETDRS: Early Treatment Diabetic Retinopathy Study, 糖尿病视网膜病变早期治疗研究

MMG: mild macular grid laser photocoagulation, 轻度黄斑格栅激光光凝

引自: ICO Guidelines for Diabetic Eye Care

附录8 糖尿病黄斑水肿治疗方案

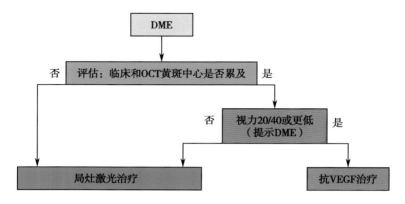

附录9 使用不同接触性激光眼底治疗镜镜头行全视网膜光凝的光斑大小参数

接触性激光眼底治疗镜类别	视野范围	轴向放大率	光斑放大率	光斑直径（μm）
Mainster 宽视野	125°	0.46	1.50×	300
Volk TransEquator	120°～125°	0.49	1.43×	300
Volk Quad/Aspheric	130°～135°	0.27	1.92×	200～300
Mainster PRP 165	160°	0.27	1.96×	200～300

附录 10　全视网膜光凝各参数指标

参数名称	指标
光斑大小（视网膜上）	500μm［如使用 Rodenstock 镜（或类似的激光眼底治疗镜）氩激光光斑直径为 200μm，使用三面镜时则为 500μm］
曝光	建议 0.1 秒，可以是 0.05～0.2 秒
强度	轻度灰白色（即 2+～3+ 反应）
分布	间隔 1 个光斑
激光次数	1～3 次
鼻侧距离视盘	不小于 500μm
颞侧距离黄斑中心	不小于 3000μm
上 / 下界	不超过颞侧血管弓 1 个光斑直径
延伸程度	血管弓开始（黄斑中心 3000μm 以外），至少到赤道部
激光斑总数	1200～1600 点。有可能少于 1200 点，如玻璃体积血或无法发成预先计划的 PRP。同样，也可能超过 1600 点，例如屈光间质混浊导致激光吸收所致的初始治疗困难。
波长	绿色或黄色（如有玻璃体积血则使用红色）

附录 11　糖尿病视网膜病变接受
全视网膜激光治疗

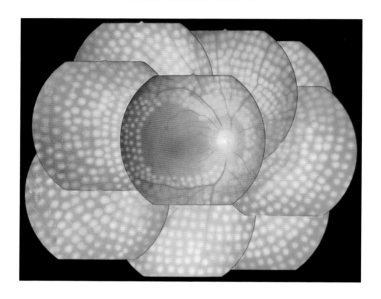

附录12　糖尿病视网膜病变诊疗建议

DR 严重程度	有无黄斑水肿	随诊(月)	全(弥散)视网膜激光光凝	局部和(或)格栅激光光凝	抗 VEGF 治疗
正常或极轻度 NPDR	无	12	否	否	否
轻度 NPDR	无	12	否	否	否
	ME	4～6	否	否	否
	CSME	1	否	有时	有时
中度 NPDR	无	6～12	否	否	否
	ME	3～6	否	否	否
	CSME	1	否	有时	有时
重度 NPDR	无	4	有时	否	否
	ME	2～4	有时	否	否
	CSME	1	有时	有时	有时
非高危 PDR	无	4	有时	否	否
	ME	4	有时	否	否
	CSME	1	有时	有时	有时
高危 PDR	无	4	建议	否	可考虑
	ME	4	建议	有时	经常
	CSME	1	建议	有时	经常

ME：黄斑水肿

CSME：有临床意义的黄斑水肿

NPDR：非增殖性糖尿病视网膜病变

PDR：增殖性糖尿病视网膜病变

附录13　糖尿病视网膜病变
分级诊疗服务技术方案

国家卫生计生委办公厅关于印发糖尿病视网膜病变分级诊疗服务技术方案的通知(国卫办医函〔2017〕280号)

各省、自治区、直辖市卫生计生委,新疆生产建设兵团卫生局:

　　为贯彻落实《"十三五"全国眼健康规划(2016—2020年)》(国卫医发〔2016〕57号),做好糖尿病视网膜病变防治工作,我委组织专家结合当前糖尿病分级诊疗要求,研究制定了《糖尿病视网膜病变分级诊疗服务技术方案》,希望通过分级诊疗制度的实施,做到糖尿病视网膜病变的早期发现、早期干预,降低群众的疾病负担。现将方案印发你们(可在我委网站下载),请在诊疗活动中遵照执行。

　　联系人:医政医管局　苏炳男、李亚

　　联系电话:010—68792204、68791875

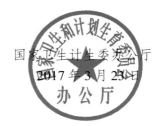

国家卫生计生委办公厅
2017年3月23日

(信息公开形式:主动公开)

糖尿病视网膜病变分级治疗服务方案

糖尿病视网膜病变是常见致盲性眼病。中国是全球 2 型糖尿病患者最多的国家，随着糖尿病患者的增多，糖尿病视网膜病变的患病率、致盲率也逐年升高，是目前工作年龄人群第一位的致盲性疾病。循证医学研究证明，高血糖、高血压、高血脂及糖尿病病程是糖尿病视网膜病变发生的重要危险因素。因此，严格控制血糖、血脂、血压等多种危险因素，同时进行眼底筛查，可显著降低糖尿病患者发生糖尿病视网膜病变的危险性；对早期糖尿病视网膜病变患者采取有效的干预措施，可显著降低糖尿病视网膜病变致盲率。通过分级诊疗制度的实施，利用眼底照相的技术优势，有利于糖尿病视网膜病变的早期发现与早期干预，降低群众的疾病负担。

一、我国糖尿病视网膜病变的现状

（一）患病率

目前我国糖尿病视网膜病变在糖尿病罹患人群中的患病率为 24.7%～37.5%，其中增殖期视网膜病变比例在 3.3%～7.4%，病程越长，患病率越高，病情越重。糖尿病黄斑水肿（DME）与临床有意义的黄斑水肿（CSME）在糖尿病患者人群中的患病率分别为 5.2%（3.1%～7.9%）和 3.5%（1.9%～6.0%）。

（二）发病率

一项我国流行病学的荟萃分析显示，我国糖尿病视网膜病变、非增殖性糖尿病视网膜病变与增殖性糖尿病视网膜病变在总体人群中的发病率分别为 1.3%（0.5%～3.2%）、1.1%（0.9%～2.1%）和 0.1%（0.1%～0.3%），在糖尿病罹患人群中的发病率分别是 23.0%（17.8%～29.2%）、19.1%（13.6%～26.3%）和 2.8%（1.9%～4.2%）。基于我国各地区流行病学调查显示，糖尿病黄斑水肿与临床有意义的黄斑水肿在糖尿病罹患人群中的发病率分别为 5.2%（3.1%～7.9%）和 3.5%（1.9%～6.0%）。

（三）糖尿病视网膜病变患者情况

根据国际糖尿病联盟统计结果显示，截至 2015 年，我国糖尿病患者约 1.1 亿人，按此推算我国糖尿病视网膜病变患者约 2700 万人。目前，87% 的糖尿病患者就诊于县级及以下医疗机构。但是糖尿病视网膜病变的基本诊疗措施和适宜技术却在三级医疗机构实施。

部分糖尿病视网膜病变的流行病学结果显示：50% 以上糖尿病患者未被告知应定期眼底检查。近 70% 的糖尿病患者未接受规范的眼科治疗，约 90% 具有激光治疗指征的糖尿病视网膜病变未治疗。在应接受激光治疗的患者中仅有 20% 接受了规范的激光治疗。

二、糖尿病视网膜病变分级诊疗服务目标、流程与双向转诊标准

（一）目标

通过建立分级转诊体系，充分发挥基层医疗卫生机构全科医生、护理人员与二级及以上医院专科医师（内分泌科、眼科）共同组成的医疗团队服务作用，达到糖尿病视网膜病变防控目标，降低致盲率。

（二）流程

基层医疗卫生机构和二级及以上综合医院内科 / 内分泌科都应告知糖尿病患者定期进行眼底检查，有条件的可进行初筛，并对初筛糖尿病视网膜病变患者向上级转诊。

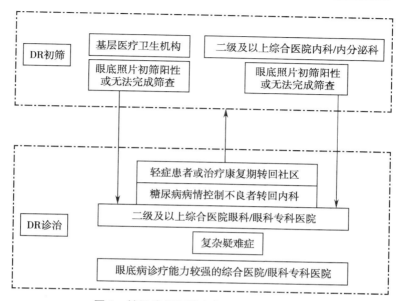

图 1　糖尿病视网膜病变双向转诊流程图

（三）双向转诊标准

1. 转至二级及以上综合医院眼科或眼科专科医院的标准。

（1）糖尿病患者通过眼底照相初筛糖尿病视网膜病变阳性者。

（2）无法完成糖尿病视网膜病变初筛的糖尿病患者。

（3）特殊人群：妊娠和哺乳期妇女血糖异常者或儿童和年轻人（年龄 <25 岁）糖尿病患者根据病情，需要由专科医师定期评估，辅助制定诊断治疗方案。

（4）医生判断患者合并需上级医院处理的情况或疾病时。

2. 转至眼底病诊疗能力较强的综合医院或眼科专科医院的转诊标准。

对于下列情况，二级综合医院眼科或眼科专科医院不具备治疗能力的，应当转诊：

（1）中度非增殖性糖尿病视网膜病变合并糖尿病黄斑水肿需激光或眼内注药者。

（2）重度非增殖性糖尿病视网膜病变需激光治疗者。

（3）累及黄斑中心凹的糖尿病黄斑水肿急需治疗者。

（4）增殖性糖尿病视网膜病变急需手术治疗者。

（5）突发明显视力下降、眼红痛、眼前黑影飘动而原因不明者，需眼科确定诊疗方案。

（6）合并新生血管性青光眼等并发症需进一步处理或医生判断患者合并需眼科处理的情况或疾病时。

3. 转至基层医疗卫生机构或二级及以上综合医院内科 / 内分泌科的转诊标准。

（1）无明显的视网膜病变或轻度非增殖性糖尿病视网膜病变（仅有微动脉瘤），已明确诊断和确定治疗方案且血糖控制比较稳定，暂不需要激光或手术治疗。

（2）轻度非增殖性糖尿病视网膜病变、中度非增殖性糖尿病视网膜病变（视网膜内出血渗出轻于重度非增殖性糖尿病视网膜病变）不伴有黄斑水肿，视力无明显降低，已明确治疗方案，暂不需要激光或手术治疗。

（3）糖尿病视网膜病变激光治疗或手术治疗后恢复期，病情已得到稳定控制。

4. 转至二级以上综合医院内科 / 内分泌科的转诊标准。

（1）糖尿病急性并发症：严重低血糖或高血糖伴或不伴有意识障碍。

（2）反复发生低血糖。

（3）血糖、血压、血脂长期治疗（3～6个月）不达标者。

（4）合并糖尿病肾病、神经病变、糖尿病足或周围血管病变的治疗方案的制定处理有困难者。

（5）糖尿病慢性并发症导致严重靶器官损害需要紧急

救治者(急性心脑血管病;糖尿病肾病导致的肾功能不全;糖尿病外周血管病变导致的间歇性跛行和缺血性症状;糖尿病足)。

(6)血糖波动较大,需要制定胰岛素控制方案者。

(7)出现严重降糖药物不良反应难以处理者。

(8)医生判断患者合并需内分泌科处理的情况或疾病时。

三、糖尿病视网膜病变患者的筛查、评估与诊断

(一)糖尿病视网膜病变筛查

眼底照相技术可作为糖尿病视网膜病变转诊的敏感有效的筛查工具,有条件的机构可配备眼底照相机。乡镇卫生院或社区卫生服务中心全科医生、二级及以上综合医院内科或内分泌科医生或护理人员经培训后,具备糖尿病视网膜病变筛查技术(眼底照相)能力,对于眼底照相初筛糖尿病视网膜病变阳性的糖尿病患者,应及时转至眼科确诊。不具备筛查能力的,将糖尿病患者向上级转诊,可予眼科医师进行综合眼科评估与诊断。

(二)糖尿病视网膜病变评估与诊断

糖尿病视网膜病变患者首诊时应该行详细的眼科评估以全面了解双眼视力情况,糖尿病视网膜病变的严重程度,是否伴有黄斑水肿以及黄斑水肿的分型。同时了解患者糖尿病的病史以及治疗情况。具体内容见表1:

表1　糖尿病视网膜病变初次评估项目表

病史
(1)糖尿病病程;
(2)既往和当前血糖控制(糖化血红蛋白)和生化检查结果;
(3)药物(尤其是胰岛素、口服降糖药、降压药和降脂药和全身抗凝药);
(4)全身病史(如肾脏疾病、系统性高血压、血脂水平、妊娠);
(5)眼病史,眼和全身手术史

首次体格检查
（1）视力；
（2）眼压；
（3）必要时行前房角镜检查（例如发现虹膜新生血管或者眼压升高时）；
（4）裂隙灯生物显微镜；
（5）眼底检查

眼底检查评估方法
（1）最常用的两个方法：散瞳后眼底照相和裂隙灯生物显微镜下眼底检查；
（2）眼底情况的检查需要注意以下几点：帮助糖尿病视网膜病变的诊断和分期；周边视网膜以及玻璃体检查；黄斑水肿检查建议采用 OCT 和 FFA；新生血管检查（NVD 和 NVE）必要时可用 FFA；严重非增殖期糖尿病视网膜病变征象；玻璃体积血或白内障建议使用眼底超声评估视网膜被牵拉和牵引性视网膜脱离

注：OCT（光学相干断层扫描仪），FFA（眼底荧光造影），NVE（视网膜新生血管），NVD（视乳头新生血管）

　　二级及以上综合医院眼科或眼科专科医院的眼科医生对糖尿病视网膜病变确诊和分级，并对转诊患者进行治疗。对于复杂疑难病例或紧急病例应及时转诊至眼底病诊疗能力较强的综合医院眼科或眼科专科医院。具体诊疗方案参照中华医学会眼科学分会发布的《中国糖尿病视网膜病变诊疗指南（2014 版）》及全国防盲技术指导组发布的《中国糖尿病视网膜病变防治指南（2017 年基层版）》。

四、糖尿病视网膜病变患者的治疗

（一）治疗目标

　　在严格控制血糖、血压、血脂等内科治疗的基础上，对于高危糖尿病视网膜病变患者，以及有临床意义的黄斑水肿和前房角新生血管的患者规范使用激光视网膜光凝术及抗 VEGF 玻璃体腔注药及前房注药，有效控制糖尿病视网膜病变的进展，防治并发症的发生，降低致盲率。内科治疗参见糖尿病分级诊疗服务技术方案治疗细则。

（二）眼科治疗

眼科治疗包括激光治疗，抗 VEGF 玻璃体腔注药及前房注药，玻璃体切除手术等。资源充足的二级及以上综合医院眼科医生经培训考核合格后具备激光治疗及抗 VEGF 玻璃体腔注药及前房注药能力，根据患者的具体病情制定治疗方案，并指导患者使用药物。复杂疑难病例或需行玻璃体切除术的病例转入眼底病诊疗能力较强对综合医院或眼科专科医院进一步处理（表 2）。具体诊疗方案参照中华医学会眼科学分会发布的《中国糖尿病视网膜病变诊疗指南（2014 版）》及全国防盲技术指导组发布的《中国糖尿病视网膜病变防治指南（2017 年基层版）》。

表 2　糖尿病视网膜病变分级治疗标准

糖尿病视网膜病变分级		治疗机构	转诊眼科与否	治疗
无明显的视网膜病变		基层医疗卫生机构	否	内科 / 内分泌科控制血糖
轻度 NPDR		基层医疗卫生机构或 2 级及以上综合医院	否	内科 / 内分泌科控制血糖
中度 NPDR	不伴有 DME	基层医疗卫生机构或 2 级及以上综合医院	否	内科 / 内分泌科控制血糖
	伴有 DME	2 级及以上综合医院或眼科专科医院	是	眼科治疗（黄斑激光或抗 VEGF）
重度 NPDR		2 级及以上综合医院眼科或眼科专科医院	是	眼科治疗（PRP）
PDR		眼底病诊疗能力较强的综合医院 / 眼科专科医院	紧急转诊	眼科治疗（PRP/抗 VEGF/ 玻璃体切除术）

续表

糖尿病视网膜病变分级	治疗机构	转诊眼科与否	治疗
不累及黄斑中心凹 DME	2 级及以上综合医院眼科或眼科专科医院	是	眼科治疗（黄斑激光）
累及黄斑中心凹的 DME	眼底病诊疗能力较强的综合医院/眼科专科医院	紧急转诊	眼科治疗（抗VEGF）

NPDR（非增殖性糖尿病视网膜病变）；PDR（增殖性糖尿病视网膜病变）；DME（糖尿病黄斑水肿）；VEGF（血管内皮生长因子）；PRP（全视网膜激光光凝）

五、糖尿病视网膜病变患者的随访管理

（一）糖尿病视网膜病变患者随访

随访管理细则参见《糖尿病患者分级诊疗服务技术方案之强化管理标准》及全国防盲技术指导组发布的《中国糖尿病视网膜病变防治指南（2017 年基层版）》。基层医疗卫生机构全科医生建立糖尿病患者病历档案时常规进行眼底照相并上传至上级医院。随访的内容和频次如表 3：

表 3　糖尿病视网膜病变分级随访管理

分类	视网膜表现	随访
无明显的视网膜病变或轻度非增殖性糖尿病视网膜病变（仅有微动脉瘤）	无异常或仅有微动脉瘤	基层医疗卫生机构监测，随访 1 次/1～2 年
中度非增殖性糖尿病视网膜病变不伴 DME	视网膜内出血、渗出、但轻于重度非增殖性糖尿病视网膜病变，无黄斑水肿	基层医疗卫生机构或 2 级及以上综合医院眼科或内科医生或眼科专科医院随访 1 次/0.5～1 年

分类	视网膜表现	随访
中度非增殖性糖尿病视网膜病变伴 DME	视网膜内出血、渗出、但轻于重度非增殖性糖尿病视网膜病变,伴黄斑水肿	亚紧急情况,2 级及以上综合医院眼科或眼科专科医院数月随访一次
重度非增殖性糖尿病视网膜病变(421 改变)	1 个象限的视网膜内微血管异常 2 个象限明确的静脉串珠样改变或 4 个象限视网膜内出血(每个象限出血点大于 20 个) 并且无增殖性视网膜病变	亚紧急情况,2 级及以上综合医院眼科或眼科专科医院数月随访一次
增殖性糖尿病视网膜病变	视网膜新生血管或视盘新生血管或玻璃体 / 视网膜前出血	紧急情况,尽快由眼底病诊疗能力较强的综合医院 / 眼科专科医院眼科医生检查
不累及黄斑中心凹的糖尿病黄斑水肿	黄斑区视网膜增厚或硬性渗出,但不累及黄斑中心凹	亚紧急情况,2 级及以上综合医院眼科或眼科专科医院数月随访一次
累及黄斑中心凹的重度糖尿病黄斑水肿	黄斑区视网膜增厚或硬性渗出,累及黄斑中心凹	紧急情况,眼底病诊疗能力较强的综合医院 / 眼科专科医院眼科医生检查

(二)糖尿病视网膜病变患者教育

基层卫生机构对患者进行定期健康教育,主要内容如下:

(1)与患者讨论检查结果及其意义。

(2)建议无糖尿病视网膜病变的糖尿病患者每年接受一次散瞳检查。

（3）告知患者糖尿病视网膜病变的有效治疗依赖于早期的治疗，即使是有良好的视力且无眼部症状者也要定期随诊。

（4）告知患者降低血脂水平、维持接近正常的血糖水平和血压的重要性，告知患者对不良情绪的掌控。

（5）与其内科医师或内分泌科医师沟通眼部的相关检查结果。

（6）为手术效果不好或无法接受治疗的患者提供适当的支持（例如，提供咨询、康复或社会服务等）。

（7）为低视力患者提供低视力功能康复治疗和社会服务。

六、各级医疗机构职责

表4　糖尿病视网膜病变分级诊疗机构职责汇总

分级诊疗机构	职责
基层医疗卫生机构 （乡镇卫生院或社区卫生服务中心） 二级及以上综合医院内科/内分泌科	筛查：眼底照片（培训后） 随访管理：建立档案，病情监测 治疗：轻症糖尿病视网膜病变（无黄斑水肿的轻度及中度NPDR）或激光手术后恢复期
二级及以上综合医院 眼科资源充足 ■ 检查设备：眼底照相、眼底荧光造影和/或光相干断层扫描仪 ■ 治疗设备：眼底激光机 ■ Ⅰ级特别洁净手术室 ■ 眼科医师	诊断：糖尿病视网膜病变眼科明确诊断并分级； 治疗：①糖尿病视网膜病变：激光及抗VEGF玻璃体腔注药术； ②重度糖尿病视网膜病变手术恢复期
眼科资源有限 ■ 检查设备：眼底照相及直接或间接眼底镜检查 ■ 眼科专科医师少数 ■ Ⅰ级特别洁净手术室	诊断：糖尿病视网膜病变诊断并分期； 治疗：①抗VEGF玻璃体腔注药术； ②手术恢复期

分级诊疗机构	职责
眼科资源匮乏 ■ 缺乏眼科医生及设备	诊断及治疗：转入眼底病诊疗能力较强的综合医院或眼科专科医院
眼底病诊疗能力较强的综合医院或眼科专科医院	诊断：糖尿病视网膜病变明确诊断并分期，疑难病例、紧急病例诊断 治疗：1. 糖尿病视网膜病变：激光治疗，抗 VEGF 玻璃体腔注药，玻璃体切除术 2. 并发症手术治疗等

抄送：全国防盲技术指导组。

国家卫生计生委办公厅　　　　　　　　　　2017 年 3 月 27 日印发

校对：杜青阳